DIETA DEL ARROZ PARA PRINCIPIANTES GUÍA

La guía completa para utilizar y maximizar la dieta del arroz para perder el exceso de peso y nutrir su cuerpo, incluido el plan de alimentación de la dieta del arroz

Mina Mong
Derechos de autor@2024

TABLA DE CONTENIDOS

CAPÍTULO 1

INTRODUCCIÓN

En un mundo lleno de tendencias dietéticas en constante cambio, la dieta del arroz ha demostrado ser un método confiable para lograr la pérdida de peso y mejorar la salud en general. La dieta del arroz ha llamado la atención por su simplicidad, eficacia y posibles beneficios para la salud, a partir del trabajo del Dr. Walter Kempner a mediados del siglo XX. Esta introducción ofrece una exploración exhaustiva de la dieta del arroz, incluidos sus antecedentes históricos, los principios que sigue y su objetivo de promover tanto la pérdida de peso como la nutrición.

1.1 Introducción a la Dieta del Arroz

Los orígenes de la dieta del arroz se remontan al Centro Médico de la Universidad de Duke en la década de 1930. El Dr. Walter Kempner, médico e investigador, desarrolló esta dieta como un enfoque terapéutico para personas con hipertensión y enfermedad renal. Con el tiempo, sus usos han ido más allá de las simples condiciones médicas y ahora abarcan el control del peso y el bienestar general.

La dieta desarrollada por el Dr. Kempner, llamada Programa de Dieta del Arroz, se centró en gran medida en incorporar arroz como componente principal, junto con una gran cantidad de frutas y verduras. La simplicidad deliberada de este enfoque fue diseñada para limitar la ingesta de sodio, grasas y proteínas, con el objetivo de reducir la presión arterial y fomentar la pérdida de peso.

1.2 Propósito y Beneficios

El principal objetivo de la dieta del arroz es doble: conseguir perder peso y aportar nutrición. Aunque la pérdida de peso es un objetivo común para muchas personas, la dieta del arroz también prioriza el aporte de nutrientes vitales para promover el bienestar general. A diferencia de las dietas de moda que priorizan la pérdida rápida de peso, la dieta del arroz promueve un enfoque integral que valora un estilo de vida integral y duradero.

Una de las principales ventajas de la dieta del arroz es su capacidad para actuar como un limpiador rejuvenecedor del organismo. Optar por cereales integrales como el arroz integral en lugar de alternativas refinadas permite a las personas desbloquear las bondades nutricionales de estos alimentos y obtener los beneficios de la fibra, las vitaminas y los minerales. Además, el énfasis de la dieta en alimentos bajos en calorías, grasas y sodio está en línea con principios saludables para el corazón y podría mejorar potencialmente la función metabólica.

1.3 Aviso importante y consideraciones de salud

Antes de realizar ajustes sustanciales en su dieta, es importante reconocer que las necesidades de salud de cada persona son diferentes. Es importante tener cuidado al considerar la dieta del arroz, ya que puede no ser adecuada para todos. Esto es particularmente cierto para personas con problemas de salud subyacentes o necesidades nutricionales específicas.

Tenga en cuenta que esta guía no debe considerarse un reemplazo del consejo de un profesional médico calificado. Antes de embarcarse en la dieta del arroz o cualquier otro programa de pérdida de peso, es muy recomendable buscar orientación de un profesional de la salud o un dietista registrado. Ofrecen orientación personalizada adaptada al historial de salud de un individuo, sus condiciones médicas actuales y sus necesidades nutricionales.

En las secciones siguientes, exploraremos los principios de la dieta del arroz con mayor detalle. Discutiremos los tipos de arroz recomendados, la importancia de mantener una ingesta equilibrada de macronutrientes, la incorporación de alimentos ricos en nutrientes y estrategias prácticas para controlar eficazmente el peso y promover la nutrición general. Embarcarse en el camino hacia una forma de vida más saludable comienza con comprender los fundamentos de la dieta del arroz y personalizar sus principios para adaptarlos a las necesidades y preferencias personales.

CAPITULO 2

Comprender la dieta del arroz

Explorar el camino hacia una forma de vida más saludable a menudo requiere comprender los matices de los diferentes enfoques dietéticos. La dieta del arroz, con sus orígenes a mediados del siglo XX e influenciada por la innovadora investigación del Dr. Walter Kempner, se ha convertido en un método único para lograr la pérdida de peso y mejorar la salud en general. Aquí, exploramos los principios fundamentales que dan forma a la dieta del arroz, explorando sus antecedentes históricos, el razonamiento científico detrás de su creación y las diversas formas en que afecta al cuerpo.

2.1 Comprensión de los fundamentos de la filosofía de la dieta del arroz

La filosofía de la dieta del arroz se centra en el concepto de simplicidad y restricción. A diferencia de las dietas populares que requieren planes de alimentación complicados o eliminar grupos enteros de alimentos, la dieta del arroz se centra en unos pocos elementos esenciales seleccionados. Se recomienda incorporar a la dieta arroz, especialmente arroz integral debido a su contenido nutricional superior. Además, asegúrese de incluir una variedad de frutas y verduras como parte de sus comidas habituales. Estos alimentos son la piedra angular de una dieta saludable y ofrecen nutrientes vitales al tiempo que mantienen bajo control las calorías, el sodio y la grasa.

La dieta del arroz está diseñada intencionalmente para que sea simple. Proporciona un descanso refrescante del ámbito frecuentemente abrumador y complejo de las dietas contemporáneas, presentando un enfoque simple y directo que se alinea con las dietas tradicionales de varias culturas. Al centrarse en una dieta que prioriza alimentos fáciles de digerir y ricos en nutrientes, como el arroz, las personas se esfuerzan por perder peso y mejorar su salud general sin la molestia de una planificación compleja de comidas o un recuento de calorías.

2.2 Diferentes variedades de arroz y sus valores nutricionales

Cuando se trata de arroz, existen diferencias significativas en calidad y sabor. Tener un conocimiento profundo de las variaciones nutricionales entre los diferentes tipos de arroz es esencial para optimizar las ventajas de la dieta del arroz. Cuando se trata de arroz, el arroz integral es una opción destacada. Tiene capas intactas de salvado y germen, lo que significa que está repleto de fibra, vitaminas esenciales y minerales. Es importante tener en cuenta que esta opción de alimento ofrece un suministro constante de energía y ayuda a promover una sensación de saciedad, lo que puede ser beneficioso para las personas que desean perder peso.

El arroz blanco, sin embargo, pasa por un método de procesamiento que elimina el salvado y el germen, lo que provoca una pérdida de ciertos nutrientes. El arroz blanco, aunque es una fuente de energía, no contiene la misma cantidad de fibra y micronutrientes que el arroz integral. Al enfatizar la importancia de incorporar cereales integrales a su dieta, la dieta del arroz tiene como objetivo maximizar las ventajas nutricionales tanto para el control del peso como para el bienestar general.

2.3 Explorando los beneficios de la dieta del arroz para bajar de peso

El aspecto de pérdida de peso de la dieta del arroz es el resultado de varios factores, incluida la combinación de un consumo controlado de calorías, un menor contenido de sodio y las propiedades naturales de los cereales integrales. Al enfatizar los alimentos bajos en grasas y calorías, las personas con conocimientos sobre nutrición comprenden la importancia de crear un déficit de calorías, que es un principio clave para lograr la pérdida de peso.

Agregar arroz integral y otros cereales integrales puede aumentar la eficacia de la dieta para bajar de peso. Los cereales integrales están llenos de fibra dietética, que no sólo favorece un sistema digestivo saludable sino que también te ayuda a sentirte satisfecho. Comprender el factor de saciedad es crucial para controlar el tamaño de las porciones y reducir el consumo de calorías.

Además, la limitación de sodio de la dieta del arroz se ha asociado con una disminución de la retención de agua y la hinchazón, lo que resulta en un aumento inicial en la pérdida de peso que supera la pérdida de grasa corporal. La combinación de estos factores crea un enfoque integral para el control del peso, en el que la dieta se centra tanto en la cantidad como en la calidad de los alimentos consumidos.

Además de sus posibles efectos en la pérdida de peso, la dieta del arroz puede ofrecer otros beneficios para la salud. Según algunos expertos, seguir esta dieta puede mejorar potencialmente la sensibilidad a la insulina y promover el bienestar cardiovascular. Vale la pena mencionar que las personas pueden tener diferentes reacciones a la dieta y se requiere más investigación para obtener una comprensión integral de su impacto en la salud a largo plazo. En los siguientes apartados de esta guía profundizaremos en los aspectos prácticos de adoptar la dieta del arroz. Esto incluirá consejos sobre cómo seleccionar el arroz perfecto, garantizar una ingesta completa de macronutrientes, incorporar alimentos nutritivos y crear planes de alimentación sostenibles. Con un conocimiento profundo de los principios detrás de la dieta del arroz, las personas pueden tomar decisiones bien informadas para lograr sus objetivos de pérdida de peso y nutrición.

CAPÍTULO 3

Elegir el arroz adecuado

Elegir el tipo correcto de arroz es crucial para lograr perder peso y mantener una buena salud como parte de la dieta del arroz. Aquí, exploramos las complejidades de elegir el arroz perfecto, examinamos las variaciones nutricionales entre los diferentes tipos y descubrimos los efectos que estas opciones tienen en el cuerpo.

Cuando se trata de la batalla entre el arroz integral y el arroz blanco, hay algunas diferencias clave a considerar. El arroz integral, con su sabor a nuez y textura masticable, es un grano integral que conserva sus capas de salvado y germen. Esto significa que está repleto de fibra, vitaminas y minerales. Por otro lado, al arroz blanco se le han eliminado las capas de salvado y germen, lo que da como resultado un sabor y una textura más suaves. Mientras que el arroz blanco puede ser

La discusión en torno al arroz integral frente al arroz blanco está en el centro de la filosofía de la dieta del arroz. Aunque ambos tipos provienen del mismo grano, se someten a distintos grados de procesamiento, lo que conduce a diferentes perfiles nutricionales.

La potencia rica en nutrientes: el arroz integral

Mucha gente considera que el arroz integral es una opción más rica en nutrientes porque conserva sus capas externas (el salvado y el germen) durante el proceso de molienda. La conservación del grano integral ofrece notables beneficios nutricionales. El arroz integral es una opción fantástica para quienes buscan mejorar su salud digestiva, sentirse satisfechos después de las comidas y mantener estables los niveles de azúcar en sangre. El arroz integral es una excelente opción para las personas que cuidan su peso o les preocupa la sensibilidad a la insulina, gracias a su alto contenido en fibra. Esto puede ayudar a ralentizar la liberación de glucosa en el cuerpo.

El arroz integral no sólo es rico en fibra, sino que también cuenta con una variedad de nutrientes esenciales como magnesio, fósforo y vitaminas B, incluidas B6 y niacina. Estos nutrientes esenciales desempeñan un papel crucial en el apoyo a diferentes aspectos de nuestro cuerpo, como mantener los niveles de energía, promover huesos fuertes y respaldar la salud neurológica en general. La inclusión de antioxidantes en la capa de salvado potencia los beneficios para la salud, ya que contrarrestan eficazmente el estrés oxidativo y la inflamación.

Arroz blanco: un alimento básico con consideraciones

Por otro lado, el arroz blanco pasa por un proceso de molienda donde se eliminan las capas de salvado y germen, quedando solo el endospermo. Mediante este método de procesamiento, se eliminan ciertos nutrientes del grano integral, lo que da como resultado un producto final que contiene menos fibra, vitaminas y minerales en comparación con su contraparte marrón.

El arroz blanco puede ser una fuente de energía conveniente y rápida, pero se queda corto en términos de valor nutricional en comparación con el arroz integral. El arroz blanco es conocido por su capacidad para descomponerse rápidamente y ser absorbido por el cuerpo, lo que puede provocar que los niveles de azúcar en sangre aumenten rápidamente. Esto puede tener un efecto sobre la sensibilidad del cuerpo a la insulina. Es posible que el arroz blanco no sea la mejor opción para quienes buscan controlar su peso o para personas con problemas relacionados con la diabetes.

Es importante tener en cuenta que la dieta del arroz no elimina por completo el arroz blanco, sino que promueve un enfoque reflexivo y completo. Para aquellos que no padecen ningún problema de salud específico, puede estar bien incluir arroz blanco en su dieta con moderación. Es fundamental tener un conocimiento profundo de las ventajas y desventajas nutricionales y tomar decisiones bien informadas que se alineen con sus objetivos de salud personales.

3.2 Otras opciones de cereales integrales

Como conocedor de la cocina, siempre es emocionante aventurarse más allá del ámbito del arroz integral y descubrir una gran cantidad de alternativas de cereales integrales. Esto no sólo aporta una deliciosa variedad a tus comidas, sino que también eleva tu ingesta nutricional a nuevos niveles. Incorporar cereales integrales como la quinua, el arroz salvaje, la cebada y el bulgur a tu dieta puede ser una excelente manera de mejorar tus comidas. Cada uno de estos cereales ofrece una variedad distinta de nutrientes, lo que los convierte en valiosas adiciones a una dieta equilibrada y variada.

3.2.1 Quinua: la fuente definitiva de proteínas

La quinua es realmente extraordinaria, ya que no sólo es un grano integral sino también una proteína completa que contiene todos los aminoácidos esenciales. La quinua es una opción fantástica para quienes siguen dietas vegetarianas o veganas, ya que ofrece una fuente de proteínas que rivaliza con los productos animales. Además, la quinua cuenta con un perfil nutricional impresionante, lleno de fibra, hierro, magnesio y antioxidantes. Esto lo convierte en una excelente opción para mejorar el valor nutricional de cualquier comida a base de arroz.

3.2.2 Arroz salvaje: una opción deliciosa y llena de nutrientes

El arroz salvaje es un grano integral que cuenta con una textura única y un delicioso sabor a nuez. También proporciona una variedad de beneficios nutricionales. Este alimento en particular proporciona una cantidad significativa de fibra, así como minerales importantes como el fósforo y el magnesio. Además, contiene antioxidantes que son beneficiosos para la salud en general. El arroz salvaje ofrece un sabor distintivo que puede aportar un toque delicioso a sus comidas, elevando su viaje culinario y promoviendo sus objetivos de salud.

3.2.3 Cebada: una opción nutritiva para un corazón sano

La cebada es un fantástico cereal integral que ofrece notables ventajas para mantener un corazón sano. Este ingrediente en particular es rico en betaglucanos, un tipo de fibra soluble conocida por sus propiedades reductoras del colesterol. La cebada es una fuente fantástica de vitaminas y minerales esenciales, como niacina, selenio y fósforo. La cebada es conocida por su alto contenido de fibra, que puede ayudarlo a sentirse más lleno por más tiempo y respaldar un sistema digestivo saludable.

Bulgur: un grano versátil que se cocina rápidamente

Bulgur es un ingrediente popular en la cocina del Medio Oriente. Es un tipo de trigo partido que ha sido sancochado y secado. Este grano integral se cocina rápidamente y tiene un sabor suave, lo que lo convierte en una opción conveniente para una variedad de platos. Bulgur está repleto de fibra, manganeso y magnesio, que contribuyen a un sistema digestivo saludable y al bienestar general.

Agregar una variedad de cereales integrales a su dieta de arroz puede aumentar la diversidad nutricional y hacer que sus comidas sean más placenteras y satisfactorias. Explorar varios cereales permite a las personas descubrir sus preferencias personales mientras disfrutan de la amplia gama de ventajas para la salud que ofrecen los cereales integrales.

3.3 Directrices para el control de las porciones

La selección adecuada de arroz y otros cereales integrales es importante, pero es fundamental recordar la importancia del control de las porciones al seguir la dieta del arroz. Cuando se trata de lograr objetivos de pérdida de peso, es fundamental realizar un seguimiento de las calorías que se consumen y conocer bien el tamaño de las porciones. De esta manera, podrás encontrar el equilibrio adecuado entre nutrir tu cuerpo y practicar la moderación.

Una porción típica de arroz cocido suele ser de 1/2 a 1 taza. Este tamaño de porción ofrece una cantidad equilibrada de carbohidratos, así como fibra y nutrientes vitales. Tenga en cuenta que el tamaño de las porciones puede variar según varios factores como la edad, el nivel de actividad y la tasa metabólica. Personalizar el tamaño de las porciones para satisfacer las necesidades y objetivos individuales promueve un enfoque personalizado y duradero de la dieta del arroz.

En última instancia, la selección del arroz en la dieta arrocera va más allá de las preferencias personales. Es una elección calculada que desempeña un papel crucial a la hora de establecer la base nutricional de todo el plan dietético. Elegir alternativas ricas en nutrientes, como el arroz integral, e incorporar una variedad de cereales integrales puede ayudar a las personas a perder peso, mejorar la salud general y emprender un camino hacia un bienestar óptimo. En las próximas secciones de esta guía, profundizaremos en la importancia de mantener una dieta bien equilibrada, incorporando alimentos ricos en nutrientes esenciales e implementando estrategias efectivas para controlar el peso con éxito mientras se sigue la dieta del arroz.

CAPÍTULO 4

Macronutrientes equilibrados en la dieta del arroz

Cuando se trata de lograr una pérdida de peso sostenible y un bienestar general, la dieta del arroz pone especial atención en lograr un equilibrio armonioso de macronutrientes. Comprender la importancia de los macronutrientes es fundamental para mantener una dieta equilibrada y nutritiva. Aquí exploramos la importancia de cada macronutriente, sus funciones en el cuerpo y la forma en que un enfoque integral contribuye a la eficacia de la dieta del arroz.

4.1 La importancia de un perfil de macronutrientes bien equilibrado

Los macronutrientes desempeñan un papel crucial en nuestra dieta, ya que proporcionan la energía necesaria para importantes funciones fisiológicas. Es esencial mantener un equilibrio adecuado de proteínas, carbohidratos y grasas para respaldar las funciones corporales, promover la saciedad y garantizar la salud general. Comprender la importancia del equilibrio de macronutrientes es clave para maximizar la nutrición y lograr objetivos de pérdida de peso.

4.1.1 Proteínas: esenciales para un cuerpo sano

Las proteínas desempeñan un papel crucial en el cuerpo, apoyando la reparación y el mantenimiento de los tejidos, la síntesis de enzimas y hormonas y la función del sistema inmunológico. Cuando se trata de la dieta del arroz, es fundamental incluir fuentes magras de proteínas. No sólo ayuda a mantener la masa muscular, sino que también apoya las funciones metabólicas del cuerpo y te mantiene satisfecho.

Existen varias fuentes de proteínas que se pueden incorporar a una dieta basada en arroz, como aves, pescado, tofu, legumbres y frijoles. Estas opciones no sólo satisfacen las necesidades de proteínas del cuerpo, sino que también proporcionan una variedad de nutrientes esenciales como hierro, zinc y varias vitaminas.

Al seleccionar fuentes de proteínas magras, las personas pueden adoptar un enfoque consciente de las calorías y al mismo tiempo satisfacer sus necesidades de proteínas.

4.1.2 Carbohidratos: la principal fuente de energía del cuerpo

Los carbohidratos desempeñan un papel crucial a la hora de alimentar el cuerpo, proporcionando la energía necesaria para las actividades diarias y el ejercicio. Cuando se trata de la dieta del arroz, los cereales integrales como el arroz integral son la estrella del espectáculo y proporcionan una fuente confiable de carbohidratos complejos. Cuando se trata de carbohidratos, los cereales integrales son el camino a seguir. A diferencia de los carbohidratos simples azucarados, los carbohidratos complejos que se encuentran en los cereales integrales se digieren a un ritmo más lento, lo que resulta en una liberación constante de glucosa y un aumento de energía duradero.

Aunque la dieta del arroz se centra en reducir el consumo de calorías, no favorece la eliminación completa de los carbohidratos. En cambio, promueve el consumo de carbohidratos ricos en nutrientes y ricos en fibra que lo ayudan a sentirse satisfecho, promueven un sistema digestivo saludable y proporcionan importantes vitaminas y minerales.

La importancia de las grasas para mantener la salud y absorber los nutrientes

Comprender la importancia de las grasas en nuestra dieta es crucial. Desempeñan un papel vital para ayudar a nuestro cuerpo a absorber vitaminas liposolubles como A, D, E y K. Además, las grasas son necesarias para mantener la estructura celular y regular procesos corporales importantes. Cuando se trata de la dieta del arroz, el énfasis principal está en incluir grasas nutritivas y controlar las grasas saturadas y trans. Existe una variedad de opciones a la hora de incorporar grasas saludables a tu dieta.

Algunos ejemplos incluyen aguacates, nueces, semillas y aceite de oliva.

Agregar grasas a su dieta puede ayudarlo a sentirse más satisfecho y evitar que coma demasiado o coma en exceso. Comprender el valor nutricional de los diferentes componentes de los alimentos es fundamental para mantener una dieta equilibrada. Aunque las grasas contienen más calorías en comparación con las proteínas y los carbohidratos, no se puede pasar por alto su papel en la absorción de nutrientes y el bienestar general.

4.2 Contenido de proteínas en la dieta del arroz

Las proteínas desempeñan un papel crucial en la dieta del arroz por varias razones. Ayudan a preservar los músculos, estimular el metabolismo y mantenerte satisfecho. Al seleccionar fuentes magras de proteínas, las personas pueden satisfacer sus necesidades nutricionales mientras siguen el enfoque consciente de las calorías de la dieta del arroz.

4.2.1 Aves y pescado: opciones óptimas de proteínas

Las fuentes magras de proteínas, como las aves y el pescado, son perfectas para la dieta del arroz. Estas opciones ofrecen una gran fuente de proteínas sin una cantidad excesiva de grasas saturadas. El pescado, especialmente, aporta ventajas adicionales debido a sus ácidos grasos omega-3, conocidos por sus efectos positivos sobre la salud del corazón y la reducción de la inflamación.

Integrar aves y pescado en tus comidas aporta una deliciosa explosión de sabores y un toque de diversidad, transformando la dieta del arroz en una opción dietética sostenible y placentera. Se recomienda optar por preparaciones a la parrilla, al horno o al vapor en lugar de métodos de cocción que impliquen fritura excesiva o grasas añadidas.

Explorando alternativas de proteínas de origen vegetal

Si está buscando seguir una versión vegetariana o basada en plantas de la dieta del arroz, incorporar tofu, legumbres y frijoles a sus comidas puede proporcionarle una excelente fuente de proteínas. El tofu es un ingrediente muy versátil que tiene la asombrosa capacidad de absorber sabores, lo que lo hace perfecto para todo tipo de obras maestras culinarias.

Las legumbres y los frijoles, como las lentejas, los garbanzos y los frijoles negros, ofrecen una gran cantidad de proteínas junto con una generosa dosis de fibra dietética, vitaminas y minerales. Esta combinación brinda un excelente apoyo a la salud digestiva, te ayuda a sentirte satisfecho después de las comidas y aumenta el valor nutricional de tus platos.

4.3 Adoptar carbohidratos nutritivos

Elegir cereales integrales de alta calidad es esencial para maximizar los beneficios nutricionales de la dieta del arroz, ya que los carbohidratos juegan un papel crucial en este plan de alimentación. Estos carbohidratos ofrecen energía duradera, apoyan la salud digestiva y contribuyen al bienestar general.

4.3.1 Cereales integrales: la piedra angular de la dieta del arroz

El contenido de carbohidratos de la dieta del arroz se basa en cereales integrales, incluidos arroz integral, quinua, arroz salvaje y cebada. La fibra, las vitaminas y los minerales que se encuentran en estos granos se conservan gracias a las capas intactas de salvado y germen, a diferencia de los granos refinados, donde a menudo se pierden durante el procesamiento.

El arroz integral es una opción fantástica para quienes buscan sentirse satisfechos y promover un sistema digestivo saludable. Agregar quinua a sus comidas no solo mejora su valor nutricional, sino que también aporta una deliciosa profundidad de sabor. Mientras tanto, incorporar arroz salvaje y cebada no solo agrega un sabor único a sus platos, sino que también brinda beneficios adicionales para la salud.

El increíble valor nutricional de las frutas y verduras

Además de los cereales integrales, las frutas y verduras son componentes esenciales ricos en carbohidratos que son vitales para la dieta del arroz. Estos alimentos contienen todas las vitaminas, minerales, antioxidantes y fibra dietética que su cuerpo necesita.

Disfrute de los deliciosos sabores y numerosos beneficios para la salud de frutas como las bayas, las manzanas y los cítricos. Incluir una variedad de verduras en tus comidas puede mejorar enormemente su valor nutricional.

Es muy recomendable incorporar una amplia gama de frutas y verduras a la dieta del arroz para maximizar la ingesta de nutrientes esenciales. Estos carbohidratos de origen vegetal añaden una deliciosa variedad de sabores, texturas y colores a las comidas, mejorando su atractivo general.

4.4 Incorporación de grasas vitales

Cuando se trata de la dieta del arroz, el énfasis principal está en incluir grasas nutritivas que promuevan la salud y el bienestar general. Comprender la importancia de las grasas esenciales es crucial para una comprensión completa de la nutrición. Estas grasas no sólo participan en la absorción de nutrientes, sino que también desempeñan un papel vital en la producción de hormonas y la función celular.

No sólo están llenos de nutrientes, sino que también tienen una textura maravillosamente cremosa que añade un toque de placer a cualquier plato.

Los aguacates son famosos por su textura aterciopelada y su delicioso sabor, lo que los convierte en la mejor opción para quienes buscan una fuente nutritiva de grasas monoinsaturadas. Estas grasas se han relacionado con la promoción de la salud del corazón y pueden ayudarlo a sentirse lleno por más tiempo. Los aguacates están repletos de nutrientes vitales como potasio, vitamina K y folato.

Incorporar aguacates en rodajas a ensaladas, untarlos sobre tostadas integrales o usarlos en varios platos puede mejorar en gran medida el valor nutricional y el disfrute general de la dieta del arroz.

4.4.2 Nueces y semillas: una opción deliciosa y nutritiva

Estas potencias ricas en nutrientes, como las almendras, las nueces, las semillas de chía y la linaza, ofrecen una gran cantidad de grasas saludables, proteínas y una variedad de vitaminas y minerales esenciales. Estas deliciosas opciones pueden incorporarse fácilmente a su yogur, ensaladas o disfrutarse como deliciosos refrigerios.

Al agregar nueces y semillas a su dieta de arroz, es importante considerar el tamaño de las porciones.

Es fundamental ejercer control en lo que respecta a su densidad calórica. Comer una porción modesta ofrece un delicioso sabor crujiente y una gran cantidad de ventajas saludables.

Aceite de oliva: un compañero de cocina versátil El aceite de oliva, especialmente el aceite de oliva virgen extra, es un componente fundamental de la dieta mediterránea y complementa perfectamente los principios de la dieta del arroz. Este alimento en particular es rico en grasas monoinsaturadas y está repleto de antioxidantes que poseen propiedades antiinflamatorias.

El uso de aceite de oliva en sus actividades culinarias puede realzar el sabor de sus platos y, al mismo tiempo, ofrecer una dosis nutritiva de grasas beneficiosas. Su increíble versatilidad lo convierte en una valiosa adición a cualquier cocina, especialmente para quienes siguen una dieta basada en arroz.

4.5 Lograr un enfoque armonioso hacia la nutrición sostenible

Encontrar el equilibrio perfecto de macronutrientes va más allá de simplemente elegir los alimentos adecuados. También implica considerar cuidadosamente el tamaño de las porciones y la ingesta total de energía. Centrándose en cereales integrales, proteínas magras y grasas saludables, la dieta del arroz ofrece una excelente manera para que las personas preparen comidas completas y agradables.

Tener una combinación bien equilibrada de macronutrientes es crucial para mantener niveles de energía estables, promover un metabolismo saludable y evitar picos y caídas drásticas del azúcar en sangre. Adoptar este enfoque integral también ayuda a alcanzar y mantener un peso saludable al fomentar una sensación de satisfacción y evitar comer en exceso.

Además, mantener una dieta bien equilibrada es crucial para obtener una amplia gama de nutrientes vitales, lo que a su vez respalda el bienestar general y ayuda a prevenir deficiencias nutricionales. El delicado equilibrio de macronutrientes en la dieta del arroz da como resultado una combinación armoniosa que amplifica las ventajas de la pérdida de peso y la nutrición.

En los siguientes apartados de esta guía profundizaremos en los aspectos prácticos de la planificación de comidas en el marco de la dieta del arroz. Esto incluirá proporcionar ejemplos de planes de alimentación, ofrecer consejos de cocina y sugerir formas innovadoras de incorporar alimentos ricos en nutrientes. Con un conocimiento profundo de los principios de los macronutrientes equilibrados, las personas pueden embarcarse en su dieta de arroz con un sentido de conocimiento, propósito y enfoque en el bienestar a largo plazo.

CAPÍTULO 5

Explorando alimentos ricos en nutrientes

Cuando se trata de llevar un estilo de vida más saludable y mantener el bienestar general, es fundamental centrarse en incorporar alimentos ricos en nutrientes esenciales. El consumo de alimentos ricos en vitaminas y minerales esenciales puede proporcionar al cuerpo el combustible necesario para mantener la vitalidad, respaldar un sistema inmunológico fuerte y controlar el peso de manera efectiva. En este apartado exploraremos el concepto de alimentos ricos en nutrientes, profundizando en sus diferentes categorías, sus ventajas y métodos prácticos para integrarlos en tu dieta.

5.1 Verduras: una multitud de beneficios nutricionales

Las verduras realmente brillan como componentes esenciales de una dieta nutritiva y bien equilibrada, ya que proporcionan una gran cantidad de nutrientes vitales, que incluyen vitaminas, minerales, fibra y antioxidantes. Explorar una amplia variedad de vegetales permite obtener una rica variedad de nutrientes que respaldan el bienestar general.

Las verduras de hojas verdes oscuras son increíblemente nutritivas y están repletas de vitaminas y minerales esenciales. Son verdaderas potencias cuando se trata de proporcionar a nuestro cuerpo los nutrientes que necesita para prosperar.

Las verduras de hojas verdes oscuras como las espinacas, la col rizada, las acelgas y la col rizada son increíblemente nutritivas. Estas verduras son ricas en vitaminas A, C y K, junto con minerales como el hierro y el calcio, que ayudan a estimular la función inmunológica, promueven la salud ósea y contribuyen al bienestar general.

Agregar verduras de hojas verdes oscuras a sus ensaladas, salteados o batidos puede aportar una explosión de color y una dosis saludable de nutrientes a sus comidas. Estas verduras no sólo son excelentes para la digestión, sino que también te ayudan a sentirte satisfecho.

Verduras crucíferas: poderosos aliados llenos de antioxidantes

Estas verduras, como el brócoli, la coliflor, las coles de Bruselas y el repollo, son famosas por sus impresionantes propiedades antioxidantes. Estos vegetales están llenos de compuestos que pueden ayudar al cuerpo a desintoxicarse y potencialmente incluso tener propiedades anticancerígenas.

La preparación de verduras crucíferas al vapor, asadas o salteadas puede resaltar sus deliciosos sabores sin comprometer su valor nutricional. Garantizar una amplia gama de colores y texturas en sus opciones de vegetales es clave para maximizar los beneficios nutricionales.

Pimientos morrones de colores: una dosis saludable de vitamina C

Los pimientos morrones, en su vibrante variedad de colores, están llenos de vitamina C. Este poderoso antioxidante no solo estimula el sistema inmunológico, sino que también promueve una piel sana y ayuda en la absorción de hierro de fuentes vegetales. Los pimientos morrones son una fuente fantástica de fibra y una variedad de vitaminas esenciales, incluidas la vitamina A y las vitaminas del complejo B.

Agregar pimientos morrones a ensaladas, fajitas o salteados mejora el sabor y el valor nutricional. Su dulzura inherente complementa perfectamente una variedad de platos.

5.2 Frutas: una fuente deliciosa de nutrientes esenciales

Las frutas proporcionan un maravilloso equilibrio entre dulzura y nutrición, y ofrecen una amplia gama de vitaminas, minerales, fibra y antioxidantes. Incorporar una amplia gama de frutas a tu dieta no sólo satisface tus antojos de algo dulce, sino que también promueve una salud óptima.

5.2.1 Bayas: potencias nutricionales

Es bien sabido que las bayas, como los arándanos, las fresas, las frambuesas y las moras, son muy apreciadas por sus impresionantes niveles de antioxidantes. Los antioxidantes desempeñan un papel crucial en la lucha contra el estrés oxidativo y la inflamación, que son importantes para mantener la salud celular y promover la longevidad.

Las bayas son increíblemente versátiles cuando se trata de mejorar tus comidas. Ya sea que los disfrutes en yogur, batidos o como delicioso aderezo para avena, estas pequeñas joyas añaden una explosión de sabor y una dosis saludable de nutrición a tu dieta. Su dulzura inherente elimina la necesidad de azúcares adicionales.

Las frutas cítricas están repletas de nutrientes esenciales como vitamina C y fibra.

¿Sabías que las frutas cítricas como las naranjas, los pomelos, los limones y las limas están repletas de vitamina C? Este nutriente esencial es conocido por su capacidad para estimular la función inmune y promover la síntesis de colágeno. Los cítricos son conocidos por sus efectos beneficiosos sobre la digestión y los niveles de azúcar en sangre.

Disfrutar de frutas cítricas como refrigerios o agregarlas a ensaladas y postres ofrece una deliciosa explosión de sabor y al mismo tiempo proporciona un nutritivo impulso de nutrientes. Con la amplia gama de cítricos disponibles, existen infinitas posibilidades para la experimentación culinaria.

5.2.3 Manzanas y peras: opciones ricas en fibra

Las manzanas y las peras son opciones fantásticas para mantener un sistema digestivo saludable y sentirse satisfecho después de una comida. Estas frutas están repletas de vitaminas, minerales y antioxidantes esenciales que promueven la salud y la vitalidad en general.

Agregar rodajas de manzana con mantequilla de nueces o rodajas de pera a las ensaladas puede proporcionar una combinación deliciosa de crujido y dulzura, manteniendo al mismo tiempo el recuento de calorías bajo control. Cabe destacar que incorporar la piel de estas frutas puede aumentar significativamente su contenido en fibra.

5.3 Lácteos o alternativas: mejorar la salud ósea y más

El consumo de productos lácteos y alternativas lácteas es crucial para obtener nutrientes vitales como calcio, vitamina D y proteínas. Estos nutrientes desempeñan un papel vital en el mantenimiento de huesos fuertes, el apoyo a la función muscular y la garantía de un equilibrio metabólico saludable.

5.3.1 Opciones de lácteos saludables: aumentar la ingesta de calcio y proteínas

Opte por opciones lácteas bajas en grasa o sin grasa como leche, yogur y queso, que aportan una buena cantidad de calcio y proteínas. Es fundamental comprender la importancia del calcio para la salud ósea y de las proteínas para el mantenimiento y la reparación de los músculos.

Agregar lácteos a tu dieta puede ser sencillo, como saborear una taza de yogur con fruta fresca o espolvorear un poco de queso en una ensalada. Optar por opciones bajas en grasas o sin grasas está en consonancia con el enfoque consciente de las calorías de la dieta del arroz.

Explorando alternativas lácteas: abrazando el poder de las plantas

Para quienes tienen preferencias o restricciones dietéticas, existe una variedad de alternativas lácteas disponibles que brindan una gran cantidad de nutrientes. Opciones como la leche de almendras, la leche de soja y la leche de coco pueden ser excelentes sustitutos. Varias de estas alternativas están enriquecidas con calcio y vitamina D para replicar la composición nutricional de los productos lácteos. Incorporar opciones no lácteas a tus batidos, cereales o café puede agregar una consistencia aterciopelada y mejorar tu ingesta nutricional general. Es importante leer atentamente las etiquetas para asegurarse de que todos los nutrientes necesarios estén incluidos en el alimento.

5.4 Fuentes de proteínas: construcción y reparación de tejidos

La proteína juega un papel vital en la dieta del arroz, ya que ayuda a mantener los músculos, respalda el sistema inmunológico y promueve la sensación de saciedad. Es importante incorporar una amplia gama de fuentes de proteínas a su dieta para garantizar una ingesta equilibrada y nutritiva de nutrientes.

5.4.1 Aves magras: proteína de alta calidad

Las aves de corral, como el pollo y el pavo, son una opción popular de proteínas en la dieta del arroz. Estas opciones ofrecen una gran fuente de proteína baja en grasas saturadas, que es importante para mantener los músculos y apoyar la función metabólica general.

Para una comida completa, considere combinar platos de aves a la parrilla, al horno o asados con cereales integrales y verduras. Agregar hierbas y especias a sus platos puede mejorar el sabor sin agregar calorías innecesarias.

5.4.2 Pescado: promoción de la salud del corazón con ácidos grasos omega-3

El pescado es una opción fantástica para quienes buscan mejorar la salud de su corazón y reducir la inflamación. No sólo es una gran fuente de proteínas, sino que también es rica en ácidos grasos omega-3, que tienen numerosos beneficios para el organismo. El salmón, la caballa y la trucha son excelentes fuentes de omega-3, muy beneficiosos para la salud.

Agregar pescado a sus comidas, ya sea a la parrilla, al horno o a la parrilla, aporta una deliciosa variedad de sabores y aumenta el valor nutricional de su dieta. Incorporar pescado a su dieta al menos dos veces por semana está en consonancia con las pautas dietéticas para promover la salud del corazón.

Proteínas de origen vegetal: tofu, legumbres y frijoles

Si está buscando incorporar más proteínas de origen vegetal a su dieta, existen muchas alternativas ricas en nutrientes para elegir. El tofu, las legumbres y los frijoles son excelentes opciones. ¿Sabías que el tofu, derivado de la soja, es una fuente fantástica de proteína completa? Por otro lado, las legumbres y los frijoles ofrecen una gran cantidad de fibra, vitaminas y minerales.

Las ensaladas de frijoles, las sopas de lentejas o los salteados de tofu son excelentes ejemplos de cómo las proteínas de origen vegetal pueden ser increíblemente versátiles. Al incorporar estas opciones junto con los cereales integrales, puede lograr un perfil de aminoácidos completo.

5.5 Cereales Integrales: Fuentes nutritivas de energía y fibra

Los cereales integrales como el arroz integral, la quinua y la avena forman la base de la dieta del arroz. Estas fuentes de carbohidratos están repletas de nutrientes y ofrecen energía duradera y una amplia gama de vitaminas y minerales esenciales.

Arroz integral: una potencia nutricional

El arroz integral es un grano integral muy nutritivo, gracias a su salvado intacto y sus capas de germen. Este alimento es rico en fibra, vitamina B y minerales importantes como magnesio y fósforo. El alto contenido de fibra de este alimento no sólo favorece una digestión saludable, sino que también ayuda a sentirte satisfecho y lleno.

Agregar arroz integral a sus comidas, ya sea como guarnición o como base para salteados y tazones de cereales, eleva el valor nutricional de su dieta. Explorar varios cereales integrales puede aportar una deliciosa variedad de sabores y texturas a sus comidas.

La versatilidad y los beneficios nutricionales de la quinua

La quinua es un cereal integral muy versátil que se caracteriza por ser una fuente completa de proteínas. Esta opción en particular es una gran fuente de proteína de origen vegetal, ya que contiene todos los aminoácidos esenciales. La quinua cuenta con un perfil nutricional impresionante, lleno de fibra, hierro y magnesio. La incorporación de quinua a ensaladas, como guarnición o como base para tazones de cereales aporta una gran cantidad de nutrientes y una textura deliciosa. Con su rápido tiempo de cocción, es la opción perfecta para quienes tienen agendas ocupadas.

Una opción de desayuno deliciosa y nutritiva: la avena, una opción saludable para el corazón.

La avena es una excelente opción para quienes buscan mejorar la salud de su corazón. Este grano saludable está repleto de betaglucanos, un tipo de fibra soluble que se ha demostrado que reduce los niveles de colesterol. La avena es una fuente fantástica de vitamina B, hierro y antioxidantes.

Comenzar el día con una opción de desayuno nutritivo como avena o agregar avena a batidos y productos horneados puede brindarle un comienzo saludable y nutritivo. Existen diferentes tipos de avena que se pueden utilizar en diversas aplicaciones culinarias, ofreciendo flexibilidad y versatilidad.

5.6 Nueces y semillas: refrigerios ricos en nutrientes

Incluir almendras, nueces, semillas de chía y linaza en tu dieta puede proporcionarte una gran cantidad de nutrientes. Estas opciones están repletas de grasas saludables, proteínas y una variedad de vitaminas y minerales esenciales. Aunque tienen un alto contenido calórico, aportan diversos beneficios para la salud cuando se consumen con moderación.

5.6.1 Almendras: una opción saludable para picar

Las almendras están repletas de nutrientes como grasas monoinsaturadas, vitamina E y magnesio, que contribuyen a su condición de refrigerio saludable para el corazón. Las almendras son conocidas por su capacidad para hacer que te sientas lleno y satisfecho, gracias a su contenido de grasas saludables y proteínas.

Agregar un pequeño puñado de almendras a su refrigerio o incorporarlas al yogur y las ensaladas puede brindarle un delicioso crujido y al mismo tiempo brindarle beneficios nutricionales. Elegir almendras sin sal es una excelente manera de tomar una decisión saludable para el corazón.

Semillas de chía: una potencia nutricional

Las semillas de chía son increíblemente nutritivas y ofrecen una gran cantidad de ácidos grasos omega-3, fibra y una variedad de vitaminas y minerales esenciales. Su capacidad para transformarse en una consistencia similar a un gel cuando se sumergen en líquido los hace increíblemente versátiles para mejorar una amplia gama de platos.

Incorporar semillas de chía a tus batidos, yogur o avena durante la noche puede elevar el valor nutricional y mejorar la textura general de tus comidas. Su capacidad de absorción de líquidos potencia la sensación de saciedad.

5.7 Hidratación: la clave para un transporte eficiente de nutrientes

Una hidratación adecuada es una parte esencial para mantener una dieta bien equilibrada. Una hidratación adecuada es crucial para el funcionamiento óptimo de nuestro cuerpo, ya que facilita el transporte de nutrientes vitales y ayuda en la digestión. Garantizar una hidratación adecuada es crucial para mantener niveles óptimos de energía, función cognitiva y salud de la piel.

Agua: la mejor manera de mantenerse hidratado

El agua es la fuente definitiva y más esencial de hidratación. Es absolutamente crucial para que su cuerpo funcione correctamente, ayudando con la absorción de nutrientes, la regulación de la temperatura y la eliminación de desechos.

Agregar alimentos ricos en agua, como frutas y verduras, puede mejorar los niveles de hidratación. Mantenerse hidratado es crucial para mantener una salud óptima y una forma de lograrlo es bebiendo agua constantemente durante todo el día, incluso entre comidas.

5.8 Elaboración de comidas nutritivas y bien equilibradas

Dominar el arte de crear una dieta completa y nutritiva requiere una cuidadosa consideración al seleccionar las comidas e incorporar una amplia gama de opciones alimentarias. A continuación se presentan algunas estrategias prácticas para elaborar comidas que sean a la vez satisfactorias y nutritivas dentro del contexto de la dieta del arroz:

5.8.1 Enfatice la importancia de los cereales integrales en sus comidas

Hacer hincapié en el uso de cereales integrales como arroz integral, quinua o avena en las comidas proporciona una base sólida repleta de carbohidratos complejos, fibra y nutrientes vitales. Estos cereales son excelentes para proporcionar energía duradera y promover una satisfactoria sensación de saciedad.

Concéntrate en incorporar proteínas magras a tu dieta.

Incluir fuentes de proteínas magras como aves, pescado, tofu, legumbres o frijoles en su dieta puede ayudar a mantener los músculos, respaldar la función metabólica y proporcionar un perfil equilibrado de aminoácidos. La incorporación de proteínas de origen vegetal y animal a sus comidas puede aportar una deliciosa variedad de sabores y texturas.

5.8.3 Enfatizar la importancia de las verduras

Es importante incluir una cantidad generosa de verduras en cada comida. Su valor nutricional, que incluye fibra, vitaminas, minerales y antioxidantes, no sólo promueve la buena salud sino que también mejora la presentación de una comida bien equilibrada. Explorar diferentes técnicas de cocina y condimentos puede mejorar enormemente el sabor de las verduras.

5.8.4 Enfatice la adición de frutas para obtener un sabor naturalmente dulce

Incorporar una amplia gama de frutas a sus comidas o saborearlas como refrigerios ofrece una deliciosa explosión de dulzura natural, al mismo tiempo que brinda una gran cantidad de vitaminas, minerales y antioxidantes esenciales. Hay muchas formas deliciosas de disfrutar las frutas: puedes agregarlas a ensaladas, crear deliciosos parfaits de yogur o simplemente saborearlas solas para obtener un placer refrescante y sabroso.

Adopte la inclusión de grasas saludables en su dieta.

Agregar fuentes de grasas saludables como aguacates, nueces, semillas y aceite de oliva puede realzar el sabor, brindar una sensación de saciedad y aportar nutrientes esenciales a sus comidas. Es importante tener en cuenta el tamaño de las porciones porque las grasas tienen una mayor densidad calórica. Sin embargo, incorporar grasas a tu dieta puede contribuir a un plan de alimentación equilibrado y nutritivo.

Practica la alimentación consciente

Practicar una alimentación consciente implica sumergirse por completo en la experiencia gastronómica, saborear cada bocado y sintonizar las señales de hambre y satisfacción de su cuerpo. Adoptar este enfoque fomenta una conexión positiva con la comida, desalienta el consumo excesivo y favorece la salud y la felicidad en general.

5.9 Moderación y variedad: esenciales para una dieta equilibrada

Al comprender la importancia de una dieta equilibrada, es fundamental incorporar una amplia gama de alimentos nutritivos y al mismo tiempo practicar el control de las porciones. Es importante señalar que ningún alimento por sí solo puede satisfacer por completo todas nuestras necesidades nutricionales. Para asegurarnos de recibir una amplia gama de nutrientes esenciales, se recomienda mantener una dieta diversa y variada que incluya una variedad de vitaminas, minerales y antioxidantes.

Es importante tener en cuenta el tamaño de las porciones y encontrar un equilibrio entre las calorías que consumes y la energía que quemas. Se puede saborear una amplia gama de platos deliciosos sin imponer limitaciones innecesarias.

CAPÍTULO 6

Nutrir el cuerpo con fluidos vitales

Hay que gestionar cuidadosamente la ingesta y la producción de líquidos para garantizar que el cuerpo tenga suficiente agua para los procesos fisiológicos vitales. En este examen integral de la hidratación, exploraremos el papel vital que desempeña el agua en el apoyo al cuerpo humano, identificaremos indicadores comunes de deshidratación, analizaremos los diversos factores que pueden afectar los requisitos de hidratación de un individuo y brindaremos consejos prácticos para administrar eficazmente los niveles de líquidos para asegurar un equilibrio óptimo.

1. La importancia de mantenerse hidratado

El agua es un elemento esencial del cuerpo humano y constituye una parte sustancial del peso corporal. Comprender la importancia de diversos procesos fisiológicos es crucial, ya que desempeñan un papel vital en el transporte de nutrientes, la regulación de la temperatura, la digestión y la eliminación de desechos. Una hidratación adecuada es absolutamente esencial para mantener el delicado equilibrio de los fluidos corporales, favorecer la función celular óptima y garantizar el buen funcionamiento de todos nuestros órganos y sistemas.

2. Mantener el equilibrio hídrico del cuerpo

El cuerpo humano siempre está trabajando para mantener un delicado equilibrio de agua para que todo funcione sin problemas. La distribución del agua se produce en varios compartimentos, abarcando tanto espacios intracelulares dentro de las células como espacios extracelulares fuera de las células. Comprender el delicado equilibrio entre la ingesta y la pérdida de agua es crucial para mantener la integridad celular, equilibrar los niveles de electrolitos y respaldar las funciones corporales generales.

3. Indicaciones de deshidratación

La deshidratación puede ser el resultado de que el cuerpo pierda más líquidos de los que necesita, lo que puede alterar el delicado equilibrio necesario para un funcionamiento óptimo. Es fundamental poder identificar los síntomas de la deshidratación para poder tomar medidas inmediatas. Los signos y síntomas típicos pueden incluir:

Calmar la sed: La hidratación es fundamental para que el organismo funcione correctamente. Reconocer la sed es una señal inicial de que la hidratación del cuerpo está disminuyendo.

Color anormal de la orina: la orina de color amarillo oscuro puede ser un signo de productos de desecho concentrados resultantes de una disminución en el contenido de agua. Las personas bien hidratadas suelen tener orina de color amarillo claro o pálido.

Piel y boca deshidratadas: una hidratación adecuada es esencial para mantener una piel sana y prevenir la sequedad en la boca. La producción insuficiente de saliva puede provocar sequedad y malestar.

Sensación de cansancio y falta de energía: una hidratación adecuada es crucial para mantener un volumen sanguíneo óptimo, lo que garantiza que las células reciban un suministro adecuado de oxígeno. Sin suficientes líquidos, puede experimentar sensación de fatiga y letargo.

Dolor de cabeza: los dolores de cabeza pueden ser causados por la deshidratación, que reduce el flujo sanguíneo y el suministro de oxígeno al cerebro.

Sensación de aturdimiento o mareos: la hidratación insuficiente puede provocar una disminución de la presión arterial, lo que provoca sensación de mareos o aturdimiento.
Reducción de la micción: cuando la producción de orina disminuye, podría ser un signo de deshidratación. Esto sucede porque el cuerpo intenta ahorrar agua produciendo menos orina.

Aumento de la frecuencia cardíaca: cuando el cuerpo se deshidrata, puede intentar compensar la disminución del volumen sanguíneo aumentando la frecuencia cardíaca.

4. Factores que afectan los requisitos de hidratación

Es fundamental considerar varios factores que pueden influir en las necesidades de hidratación individuales para personalizar la ingesta de líquidos según las necesidades específicas. Los factores importantes a considerar son:

Edad: Las necesidades de hidratación pueden variar según la edad; los bebés, los niños y los adultos mayores tienen requisitos diferentes. Es interesante observar que el porcentaje de agua corporal tiende a ser mayor en los niños, mientras que los adultos mayores a veces pueden tener una sensación de sed disminuida.

Ejercicio: la actividad física extenuante puede provocar una mayor pérdida de líquidos, por lo que es importante beber más agua para evitar la deshidratación. Es crucial que los atletas, especialmente, sean conscientes de sus niveles de hidratación para maximizar su rendimiento.

Clima y temperatura: durante el clima cálido y húmedo, es importante mantenerse hidratado bebiendo más líquidos. Por otro lado, las temperaturas frías a veces pueden hacer que sea fácil olvidarse de mantenerse hidratado, por lo que es importante hacer un esfuerzo consciente para beber suficientes líquidos.

Condiciones de salud: es importante tener en cuenta que ciertas condiciones de salud, como fiebre, diarrea o vómitos, pueden provocar una mayor pérdida de líquidos y un mayor riesgo de deshidratación. Es importante que las personas con enfermedades renales o cardíacas sean conscientes de su ingesta de líquidos.

Preferencias dietéticas: es importante tener en cuenta que ciertas bebidas, como las bebidas con cafeína o alcohólicas, pueden provocar deshidratación, mientras que el consumo de alimentos ricos en agua, como frutas y verduras, puede ayudar a mantener niveles adecuados de hidratación.

5. Mejores formas de mantenerse hidratado

Para las personas que buscan mantenerse adecuadamente hidratadas, existen algunas estrategias prácticas que pueden adaptarse a su estilo de vida y sus necesidades únicas. Aquí hay algunas estrategias:

Importancia de mantenerse hidratado: Es importante mantenerse hidratado bebiendo agua con regularidad, incluso si no tiene sed. Esto ayuda a mantener bajo control el equilibrio de líquidos del cuerpo. Recordar beber suficiente agua durante el día es importante para mantener la hidratación.

Vigilar el color de la orina: es importante vigilar el color de la orina, ya que puede indicar sus niveles de hidratación. Cuando se trata del color de la orina, un tono amarillo claro o pálido generalmente significa que estás bien hidratado. Por otro lado, si tu orina es de color amarillo oscuro, podría ser una señal de que necesitas beber más líquidos.

Mantener el equilibrio de electrolitos: al realizar una actividad física prolongada o experimentar una transpiración intensa, especialmente en ambientes cálidos, puede ser importante restaurar los niveles de electrolitos. Una forma de conseguirlo es consumiendo bebidas deportivas o alimentos ricos en electrolitos.

Incluir alimentos con alto contenido de agua: Incluir frutas y verduras con alto contenido de agua, como sandía, pepinos y naranjas, puede ayudarlo a mantenerse hidratado. Agregar estos alimentos a sus comidas y refrigerios puede ayudarlo a mantenerse hidratado.

Moderar el consumo de cafeína y alcohol: cuando se trata de bebidas alcohólicas y con cafeína, es importante tener en cuenta la moderación. Su consumo en exceso puede provocar deshidratación. Es recomendable equilibrar el consumo de estas bebidas con agua.

Personalizar la hidratación para los diferentes niveles de actividad física: Es fundamental gestionar cuidadosamente la ingesta de líquidos de acuerdo con la intensidad y duración de la actividad física. Desarrollar planes de hidratación personalizados puede mejorar enormemente el rendimiento de un deportista.

Prestar atención a las señales de sed: escuchar las señales de sed del cuerpo es un método natural y eficaz para mantenerse hidratado. Beber agua cuando se tiene sed es fundamental para mantener unos niveles adecuados de hidratación en el organismo.

6. Consideraciones especiales para poblaciones con necesidades únicas

Es importante prestar especial atención a la hidratación para el bienestar de determinadas poblaciones que pueden ser más susceptibles a la deshidratación. Algunos de los grupos que son particularmente vulnerables incluyen:

Para bebés y niños: Los bebés y los niños tienen una mayor proporción entre superficie y peso corporal, lo que los hace más susceptibles a la pérdida de líquidos. Es importante que los cuidadores prioricen la ingesta regular de líquidos, especialmente en climas cálidos o durante enfermedades.

Para mujeres embarazadas y en período de lactancia: Las mujeres embarazadas y en período de lactancia necesitan una mayor ingesta de líquidos para garantizar una hidratación adecuada tanto para ellas como para sus bebés. Una hidratación adecuada es crucial para el bienestar tanto de la madre como del bebé.

Individuos experimentados: a medida que envejecemos, nuestra capacidad de percibir

La deshidratación puede provocar una disminución de la sed y dificultar la capacidad del cuerpo para retener agua. Es importante que los adultos mayores sean conscientes de su ingesta de líquidos para evitar la deshidratación.

Personas con enfermedades crónicas: el equilibrio de líquidos puede verse afectado por ciertas afecciones médicas, como diabetes o enfermedad renal. Es importante que las personas con enfermedades crónicas colaboren con los proveedores de atención médica para desarrollar planes de hidratación adecuados.

7. Conclusión: la clave para un bienestar óptimo

En definitiva, mantenerse adecuadamente hidratado es esencial para mantener el delicado equilibrio de las funciones fisiológicas del cuerpo humano. Desempeña un papel vital en la salud general, impactando varios aspectos como la función cognitiva y la salud digestiva. Tener una buena comprensión de los signos de deshidratación, ser capaz de identificar los requisitos únicos de hidratación e implementar estrategias efectivas para mantener una ingesta adecuada de líquidos puede mejorar en gran medida la capacidad de priorizar su bienestar a través de la hidratación consciente.

Desde mantenerse hidratado durante un entrenamiento hasta disfrutar de frutas ricas en agua como refrigerio refrescante, tomar decisiones que prioricen la hidratación puede mejorar en gran medida el bienestar y la vitalidad general. El agua desempeña un papel crucial en el mantenimiento del funcionamiento óptimo de los distintos sistemas del cuerpo, garantizando la vitalidad y el bienestar general. Al reconocer la importancia de mantenernos hidratados, reconocemos un aspecto crucial del cuidado de nosotros mismos, uno que resuena en todo nuestro ser y promueve la buena salud y el bienestar.

CAPÍTULO 7

PLAN DE COMIDAS DE LA DIETA DEL ARROZ

Dominar el arte de la planificación de comidas puede revolucionar sus decisiones gastronómicas diarias, lo que conducirá a una mejor salud, un mejor presupuesto y una reducción significativa del desperdicio de alimentos. Requiere una planificación cuidadosa, una organización meticulosa y un conocimiento profundo de los requisitos nutricionales. Descubra las numerosas ventajas de la planificación de comidas, aprenda cómo crear un plan de alimentación bien organizado, domine el arte de la ejecución eficiente y adapte su planificación de comidas para adaptarse a diferentes preferencias dietéticas en esta extensa guía.

1. Las ventajas de planificar las comidas

1.1 Salud y Nutrición

La planificación de las comidas tiene un impacto significativo en la mejora de la salud y la nutrición. A través de una cuidadosa selección de una amplia gama de alimentos nutritivos, aquellos con experiencia en el ámbito culinario pueden garantizar que su dieta satisfaga todas las necesidades necesarias de vitaminas, minerales y macronutrientes. Adoptar un enfoque proactivo en materia de nutrición puede tener un impacto positivo en su bienestar general, ayudar a mantener un peso saludable y potencialmente reducir el riesgo de enfermedades crónicas.

1.2 Maximizando la eficiencia con su tiempo

La planificación de comidas es un enfoque inteligente que puede ahorrarle tiempo y hacer que su semana sea más eficiente. Al planificar estratégicamente las comidas con anticipación, puede ahorrar valiosos minutos durante los días agitados de la semana. Tener conocimientos de cocina y tener todos los ingredientes necesarios a mano puede ayudarle a evitar viajes de última hora al supermercado o depender de comidas para llevar menos nutritivas.

1.3 Opciones asequibles

Los factores financieros influyen con frecuencia en las decisiones relacionadas con la alimentación. Planificar las comidas con anticipación permite a las personas seleccionar una lista de compras que se alinee con los platos previstos, lo que les permite tomar decisiones económicas y minimizar la eliminación innecesaria de alimentos. Optimizar sus compras y aprovechar al máximo sus ingredientes puede ser una excelente manera de ahorrar dinero y al mismo tiempo disfrutar de comidas deliciosas.

1.4 Minimizar el desperdicio de alimentos

En medio de la creciente preocupación por las consecuencias ambientales del desperdicio de alimentos, la planificación de las comidas se ha convertido en una práctica sostenible. Cuando las personas compran sólo los ingredientes necesarios para las comidas planificadas, pueden minimizar eficazmente el deterioro de los artículos perecederos y lograr un impacto positivo en la reducción del desperdicio de alimentos. Esto no sólo tiene impactos positivos en el medio ambiente, sino que también refleja un compromiso con un consumo responsable y consciente.

2. Pasos sencillos para crear un plan de alimentación

2.1 Evaluación de objetivos y preferencias dietéticas

Antes de profundizar en la planificación de comidas, es fundamental evaluar los objetivos dietéticos y las preferencias personales. Tenga en cuenta cualquier restricción dietética, preferencia u objetivo de salud específico. Tener una buena comprensión de estos factores le ayudará a tomar decisiones informadas sobre sus elecciones de alimentos, ya sea que esté buscando perder algunos kilos, desarrollar músculo o seguir una preferencia dietética específica como el vegetarianismo, el veganismo o la dieta baja en carbohidratos.

2.2 Elegir recetas y crear diversidad

Después de determinar sus objetivos dietéticos, el siguiente paso crucial es elegir las recetas adecuadas. Es importante incorporar una amplia gama de comidas a la dieta para obtener una amplia gama de nutrientes. Es importante incorporar una variedad de alimentos nutritivos a su dieta, como proteínas magras, cereales integrales, frutas, verduras y grasas saludables. Esto no sólo mejora el equilibrio nutricional, sino que también aporta un toque delicioso a tus comidas.

2.3 Elaboración de un calendario semanal

Utilizando su experiencia en artes culinarias, diseñe un programa semanal que detalle los platos específicos que se cocinarán cada día. Tenga en cuenta varios factores, como horarios de trabajo, compromisos sociales y actividades, que pueden afectar el tiempo que tiene para preparar las comidas. Un horario organizado es esencial para planificar comidas que sean eficientes para los días ocupados y placenteras para las noches relajadas.

2.4 Crear una lista de compras

Utilizando el calendario semanal, cree una lista de compras completa. Clasifique la lista para que su experiencia de compra sea más eficiente. Agrupe los artículos en categorías como productos agrícolas, lácteos y proteínas. Crear una lista bien organizada ayuda a minimizar las compras impulsivas y garantiza que tenga todos los ingredientes esenciales disponibles.

2.5 Dominar el arte de la cocción por lotes y la preparación de ingredientes

Ser eficiente es crucial a la hora de planificar las comidas. Es una gran idea preparar mayores cantidades de ciertos ingredientes que se pueden utilizar en varios platos. Por ejemplo, puedes asar un montón de verduras, asar un poco de pollo o cocinar una gran cantidad de cereales. Esto agiliza su rutina diaria de cocina y ofrece componentes listos para usar para preparar sus comidas sin esfuerzo.

Considere las sobras

Aprecie el potencial de las sobras como elemento crucial en la planificación de sus comidas. Prepare porciones generosas con la previsión de disfrutar las sobras para una deliciosa comida al día siguiente. Esto no sólo ahorra tiempo sino que también garantiza que no se desperdicie comida preparada.

3. Estrategias para una implementación fluida

Abrace el poder de la flexibilidad.

Tener un plan de alimentación bien pensado es importante, pero también es crucial estar abierto a hacer ajustes. La vida está llena de sorpresas y pueden ocurrir circunstancias imprevistas o alteraciones de nuestros planes. Es importante ser flexible y estar dispuesto a realizar cambios en el plan de alimentación si es necesario.

3.2 Planificación de conveniencia

Asegúrese de incluir opciones convenientes en su plan de alimentación. Opte por recetas cómodas y sencillas en los días agitados, mientras guarda las comidas más elaboradas para los momentos en los que hay tiempo suficiente para prepararlas. Aprovecha al máximo los electrodomésticos de tu cocina, como las ollas de cocción lenta o las Instant Pots, para simplificar tus rutinas de cocina.

3.3 Girar y repetir

La planificación de las comidas puede resultar más sencilla si se evita la necesidad de proponer nuevas ideas cada semana. Descubra recetas preciadas e intégrelas perfectamente en su repertorio culinario. Esto agiliza el proceso de planificación y garantiza que se incluyan comidas deliciosas y conocidas en la rotación semanal.

Utilice la tecnología a su favor.

Utilice la tecnología para agilizar la planificación de comidas. Existe una amplia gama de aplicaciones y sitios web disponibles que brindan sugerencias de recetas, ayudan a organizar las listas de compras e incluso le permiten ajustar recetas según la cantidad deseada de porciones. Estas herramientas son increíblemente útiles para agilizar el proceso de planificación y ejecución.

3.5 Realizar compras con propósito

Al hacer compras, es importante cumplir con la lista preparada y resistir la tentación de compras impulsivas. Ser consciente al comprar no solo le ayuda a ahorrar dinero, sino que también aumenta las posibilidades de comprar artículos que respalden sus objetivos dietéticos.

4. Ajustar la planificación de comidas para adaptarla a las preferencias dietéticas personales

4.1 Planificación de comidas para dietas vegetarianas y veganas

Cuando se trata de planificar comidas para quienes siguen un estilo de vida vegetariano o vegano, es importante elegir una gama diversa de proteínas de origen vegetal. Piense en la línea de los frijoles, las lentejas, el tofu y el tempeh. Disfrute de una amplia variedad de verduras, frutas, cereales integrales y frutos secos para saborear una dieta diversa y nutritiva.

4.2 Planificación de comidas para una dieta baja en carbohidratos

Para quienes buscan seguir una dieta baja en carbohidratos, es importante priorizar los alimentos ricos en proteínas como la carne, las aves, el pescado y los huevos. Incluya una variedad de vegetales sin almidón, opte por grasas saludables y disfrute de porciones moderadas de frutas bajas en carbohidratos.

Descubra una amplia gama de recetas que reemplazan inteligentemente los ingredientes ricos en carbohidratos por alternativas más saludables y bajas en carbohidratos.

4.3 Planificación de comidas para una dieta sin gluten

Cuando se trata de planificación de comidas, es importante mantenerse alejado del trigo, la cebada y el centeno si busca una dieta libre de gluten. Descubra las maravillas de los cereales naturalmente libres de gluten, como la quinua, el arroz y la avena (si están certificados como libres de gluten). Experimente con harinas sin gluten para hornear y descubra una variedad de opciones de vegetales, proteínas y lácteos que naturalmente no contienen gluten.

4.4 Planificación de comidas para la dieta mediterránea

Seguir una dieta mediterránea significa incluir proteínas magras, cereales integrales, aceite de oliva y muchas frutas y verduras. Considere incorporar pescado, nueces y legumbres a su dieta para aumentar su ingesta de proteínas. Es importante centrarse en incorporar alimentos frescos y mínimamente procesados a su dieta, al mismo tiempo que reduce el consumo de carnes rojas y productos procesados.

5. Conclusión: cambiar tus hábitos alimentarios para toda la vida

En última instancia, adquirir habilidades en el arte de planificar las comidas puede conducir a un cambio significativo en el desarrollo de prácticas dietéticas saludables y ecológicas. La planificación de las comidas va más allá del simple ahorro de tiempo y dinero. Prepara el escenario para un enfoque integral y decidido de la alimentación. Permite a las personas tomar decisiones informadas sobre sus alimentos, de acuerdo con sus objetivos de salud y preferencias dietéticas.

Al convertirse la planificación de comidas en una práctica habitual, va más allá de ser una simple tarea diaria y se transforma en una forma de vida que abarca el placer de cocinar, la habilidad de nutrir el cuerpo y la satisfacción de minimizar el desperdicio de alimentos. A través de la cuidadosa selección de cada comida, las personas se embarcan en un viaje de autocuidado, fomentando una conexión profunda con el alimento que no solo alimenta sus cuerpos sino que también eleva sus espíritus. La planificación de las comidas adquiere un papel crucial en la sinfonía de la vida diaria, asegurando una combinación armoniosa de salud, bienestar y deleite culinario.

EL FIN